CONSIDÉRATIONS

SUR LA

PERTE DES DENTS

NOUVEAU

MOYEN DE LES REMPLACER

PAR

MICHAUD

MÉDECIN DENTISTE BREVETÉ

et reçu par la Faculté de Médecine de Paris

PRIX : **50** CENT.

A PARIS

CHEZ L'AUTEUR, PLACE DE LA BOURSE, 10.

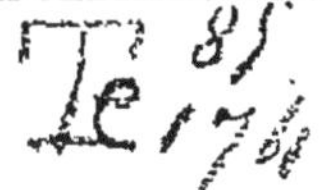

CONSIDÉRATIONS

SUR LA

PERTE DES DENTS

NOUVEAU

MOYEN DE LES REMPLACER

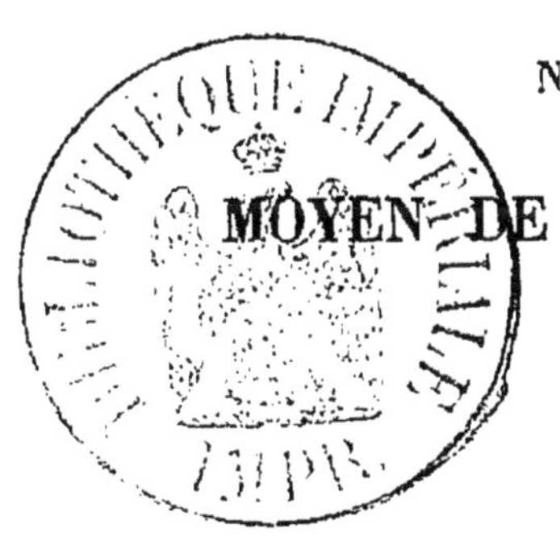

1856

AVIS

Une première édition, tirée à 1000 exemplaires, a été épuisée en trois mois, sans aucun autre moyen de publicité que le bienveillant intermédiaire de quelques clients et amis à qui j'en avais parlé, ou qui, par leur expérience personnelle, avaient reconnu la supériorité de mon procédé.

Je les en remercie bien sincèrement, et les prie d'accueillir avec le même intérêt la deuxième édition, dont le prix modique indique bien que mon intention n'est pas d'en tirer un bénéfice, mais de propager un procédé d'une réelle utilité, comme le prouve son succès si rapide.

Le 25 novembre 1855, un médecin m'écrivait :

« Monsieur, votre découverte est la plus belle sans contredit qui ait été faite depuis de longues années dans l'art du dentiste; son succès est assuré, mais il sera long : le charlatanisme le tuera. »

Je lui réponds en lui envoyant la deuxième édition le 1ᵉʳ janvier 1856.

TABLE

CONSIDÉRATIONS

SUR LA

PERTE DES DENTS

NOUVEAU

MOYEN DE LES REMPLACER

PAR

MICHAUD

MÉDECIN DENTISTE BREVETÉ

et reçu par la Faculté de Médecine de Paris

PLACE DE LA BOURSE, 10

**De la perte des Dents,
de son influence sur les traits du visage,
sur l'estomac et sur la voix.**

Sur les traits du visage. —Il n'est pas de personne, sans distinction d'âge, qui ne subisse
tout ou partie des désordres suivants, selon le
nombre ou la place des dents qu'elle a perdues.

Le visage change de forme, les rides sillon-
nent la face, le menton devient pointu, les joues
sont flasques et pendantes; la salive s'échappe
involontairement, les deux mâchoires se rap-
prochent, les lèvres se renfoncent et se plissent,
et le nez, entraîné par l'abaissement de la lèvre
supérieure, semble s'allonger dans sa pointe
pour se rapprocher du menton.

Le concours de ces divers changements trans-
forme quelquefois en fort peu de temps, une
jeunesse florissante en une désolante décrépi-
tude.

Sur l'estomac. — La perte des dents n'est
pas moins sensible à la santé qu'à la régularité
du visage. En effet, l'estomac, ne recevant plus
les aliments suffisamment broyés, se fatigue facilement d'un surcroît de travail qui lui vient
souvent au moment où l'âge lui ôte une partie
de son activité. Les glandes salivaires, obligées
de sécréter davantage pour humecter le bol ali-
mentaire, épuisent le sujet et hâtent l'approche
de la vieillesse.

Sur la voix. — Le plan que je me suis tracé ne me permet pas de m'étendre longuement sur les changements qui s'opèrent dans la voix par suite de la perte des dents. Je ne dirai donc que quelques mots sur un sujet qui, traité par une plume plus habile, fournirait un chapitre du plus haut intérêt.

Tous les dentistes ont pu observer que la perte des dents entraîne celle de la voix ; les gencives se retirent, la voûte palatine s'affaisse, et la voix devient sourde et gutturale.

Le palais est au tuyau vocal ce que le *pavillon du cor* est à l'instrument de ce nom. Le musicien en fait sortir des sons d'autant plus aigus qu'il en diminue la capacité par l'introduction de la main ; il en laisse l'ouverture complétement libre pour en obtenir les sons les plus graves. De même, indépendamment du concours de la langue, la perte des dents a d'autant plus d'influence sur la diminution du volume et de la force de la voix, qu'elle est plus considérable, et que la voûte palatine est plus affaissée; ou autrement, plus il vous manque de dents, plus votre voix est sifflante et aiguë. C'est par cette raison que la voix des vieillards se rapproche de celle de l'enfant, et que l'une et l'autre sont plus aiguës que celle de l'adulte.

D'après ces observations, que j'ai faites consciencieusement, je puis affirmer que la force et l'étendue de la voix sont toujours en raison de la capacité et de la belle forme de la bouche et de la denture. Ainsi, une denture régulière, un palais vaste et arrondi, sous lequel les sons peuvent s'étendre librement, produiront une voix pleine, étoffée et harmonieuse. Une voix flûtée et gutturale résultera d'une voûte aplatie, qu'elle soit du reste large ou étroite. Une voix nasillarde sera produite par un palais rétréci et anguleux dans sa partie postérieure.

Il résulte de ces diverses observations qu'un dentiste peut singulièrement modifier la voix de son client, en bien, si c'est un homme habile; en mal, si c'est un ignorant, par la forme qu'il donnera à la pièce qu'il est chargé de lui faire.

Il y a quelques années, un artiste d'un de nos meilleurs théâtres s'adressa à moi pour remplacer une pièce assez grossièrement faite et qui troublait la belle régularité de sa bouche ; avec cet appareil il lui était impossible, quelque effort qu'il fît, de reproduire les sons graves qu'il avait autrefois. Une nouvelle pièce légère et bien ajustée lui rendit toute sa voix, et me valut son amitié et sa reconnaissance.

De l'utilité d'un Dentier artificiel.

Il a été dit bien des fois qu'un dentier bien fait pouvait remplacer avec tous ses avantages une bonne denture naturelle. Je n'oserais soutenir cette opinion ; mais ce qui ne sera contesté par personne possédant un dentier de main de maître, c'est que celui qui n'a pu conserver que des dents ébranlées, quel qu'en soit le nombre, s'épargnerait bien des souffrances en les faisant remplacer par une pièce faite avec soin.

La mastication sera plus facile, l'estomac fonctionnera mieux, la figure reprendra son air de jeunesse, la physionomie son expression naturelle, et il n'aura plus une bouche dégarnie, toujours désagréable à faire voir.

Avantages et Description du Mouleur métallique. — Nouveau genre de Dentiers.

La condition première pour une pièce artificielle est de ne pas blesser les gencives ; cependant, avant la découverte de mon Mouleur métallique, le dentiste le plus adroit ne pouvait obtenir ce résultat qu'au prix d'une infinité de retouches, fort ennuyeuses pour le client ; il lui fallait perdre beaucoup de temps en visites chez son dentiste, et souvent sa patience était usée avant d'avoir obtenu un succès complet.

En effet, la cire dont on se servait exclusivement pour mouler les gencives, ne donnait jamais qu'un modèle plus ou moins inexact, qui pourtant était le préliminaire et le seul guide

d'une opération de la plus haute importance:
l'ajustement du dentier.

La cire, d'une égale consistance partout,
était appliquée sur les gencives qui, lui oppo-
saient ici des parties assez dures pour lui résister, là des chairs trop molles et flasques qu'elle
déprimait sans en reproduire l'empreinte. Il en
résultait qu'un dentier, ajusté d'après un tel
procédé, devait fortement comprimer les chairs
qui n'avaient pu être reproduites par la cire,
lesquelles chairs sont précisément celles qui
s'enflamment le plus vite.

Un autre inconvénient de la cire était de n'a-
voir pas assez de consistance pour résister à la
dilatation du plâtre, qui en se durcissant la for-
çait à un retrait considérable, et donnait un
modèle beaucoup trop fort. Ce défaut, moins
grave, il est vrai, que le premier, était cependant souvent la cause d'un léger déplacement
du dentier, surtout à la mâchoire supérieure.

De tout ce qui précède, je ne veux pas con-
clure qu'avant ma découverte on ne pût faire
un bon dentier ; mais assurément le travail était

plus pénible, le succès moins certain, et on n'arrivait au même résultat qu'à force de tâtonnements.

Pour remédier à tous ces défauts de la cire. il fallait trouver en même temps un appareil excessivement mobile pour prendre l'empreinte, et très solidement fixé pour couler le plâtre. Mon Mouleur métallique a parfaitement résolu ce problème.

Il consiste en une multitude de petites tiges en argent excessivement mobiles, pouvant s'abaisser ou se relever selon la hauteur de l'objet qu'elles rencontrent. Chaque petite tige est montée sur une coulisse en caoutchouc ; le tout est maintenu dans une caisse ou gouttière semi-elliptique de très petit volume, pouvant se mettre et se retirer très facilement de la bouche.

La sensibilité ou mobilité de cet appareil est telle, que l'objet le plus flexible y laisse son empreinte (on peut mouler une rose d'après nature). Avant d'opérer, on met l'appareil dans l'eau tiède ; le caoutchouc se ramollit, se dilate, et laisse à chaque petit morceau de métal toute la mobilité dont il est susceptible. L'empreinte prise, on plonge le tout dans l'eau froide ; le caoutchouc se resserre et fixe très solidement tout le mécanisme sur lequel on coule le plâtre.

Par cette méthode, j'obtiens un moule d'une exactitude parfaite. Les parties les plus délicates de la gencive sont reproduites avec une précision minutieuse, et jamais un dentier ajusté d'après ce système ne blessera, eût-il d'ailleurs tous les défauts possibles.

Une dame, qui déjà s'était adressée à trois dentistes en renom sans pouvoir obtenir un bon dentier, me fut présentée par une cliente qui avait eu à se louer de mon procédé. Son dentier, s'ajustant bien sur toute la gencive, me parut irréprochable. Cependant, j'appliquai mon Mouleur et vérifiai l'ajustement. Quelle fut ma surprise, en voyant que ce dentier, qui m'avait paru si bien fait d'abord, n'allait pas du tout sur le moule! Cela tenait à ce que la gencive, molle et fongueuse dans une grande étendue, s'aplatissait sous le dentier comme elle l'avait fait sous la cire qui avait donné le modèle. D'après mon procédé, j'ajustai le même dentier, qui ne l'a plus blessée depuis et n'a jamais eu besoin de retouches.

En raison de leur parfait ajustement, ces dentiers n'exigent pas une base aussi large que les autres ; ils sont, par conséquent, moins volumineux et plus légers. Les ressorts, plus courts et infiniment moins gros, ont plus de souplesse, moins de force compressive sur la gencive, et sont dissimulés sur le côté du dentier, de manière que la personne qui les porte ne se souviendrait pas de leur présence, si elle ne savait qu'ils existent.

Assurément ce n'est pas tout ce qu'on peut exiger d'un dentier, mais c'est déjà un grand point que d'en posséder un avec lequel on puisse appuyer, mordre et triturer aussi fortement qu'on le veut, sans qu'il en résulte de douleur.

Pour compléter son œuvre, le dentiste n'a plus qu'à lui donner l'imitation parfaite de la nature. A mon avis, rien n'est préférable aux dents naturelles, qui remplissenttoujours mieux le but qu'on se propose ; elles se marient si bien avec leurs voisines, qu'il est impossible de s'apercevoir de l'artifice ; et bien souvent, la belle et bonne denture que vous admirez chez les personnes avec qui vous êtes en relation, est due au talent du dentiste.

MICHAUD, M^{cin}-D^{te}

PLACE DE LA BOURSE, 10

Extrait de Correspondance.

Rouen, le 15 janvier 1854.

Monsieur,

En quittant Paris, j'avais promis de vous donner dans huit jours des nouvelles de mon dentier. J'ai tardé un peu afin de faire plus ample connaissance avec lui et d'être plus sûr du résultat ; j'en suis très satisfait et désirerais en avoir un autre exactement pareil dans la prévision d'un accident qui me mettrait dans le plus grand embarras.

Vous m'avez promis une diminution dans le prix du second ; veuillez me dire combien vous me le ferez payer, et combien de temps ma présence sera utile à Paris.

Veuillez agréer, Monsieur, etc.

Lille, 22 novembre 1854.

Monsieur,

Je suis fort content du dentier que vous m'avez fait. Je vous envoie celui que je possédais avant de vous connaître ; ayez la bonté de me l'arranger d'après le même système ; il me servira de pièce de rechange.

J'irai à Paris dans une quinzaine ; je vous prie de me le tenir prêt pour cette époque.

Agréez l'assurance de ma considération, etc.

St-Laurent (Maine-et-Loire), 9 juillet 1855.

Monsieur,

Depuis que je me sers de votre elixir et de votre opiat, mes gencives se portent beaucoup mieux. J'en manque depuis quelques jours ; je vous prie de m'en envoyer un flacon de chaque par le chemin de fer d'Orléans, gare restante à Angers, où je les ferai prendre.

J'ai à vous féliciter de la réparation que vous avez faite au dentier de ma mère ; il ne la gêne plus : elle mange fort bien maintenant, et apprécie fort votre procédé.

Avec nos remerciements, recevez, etc.

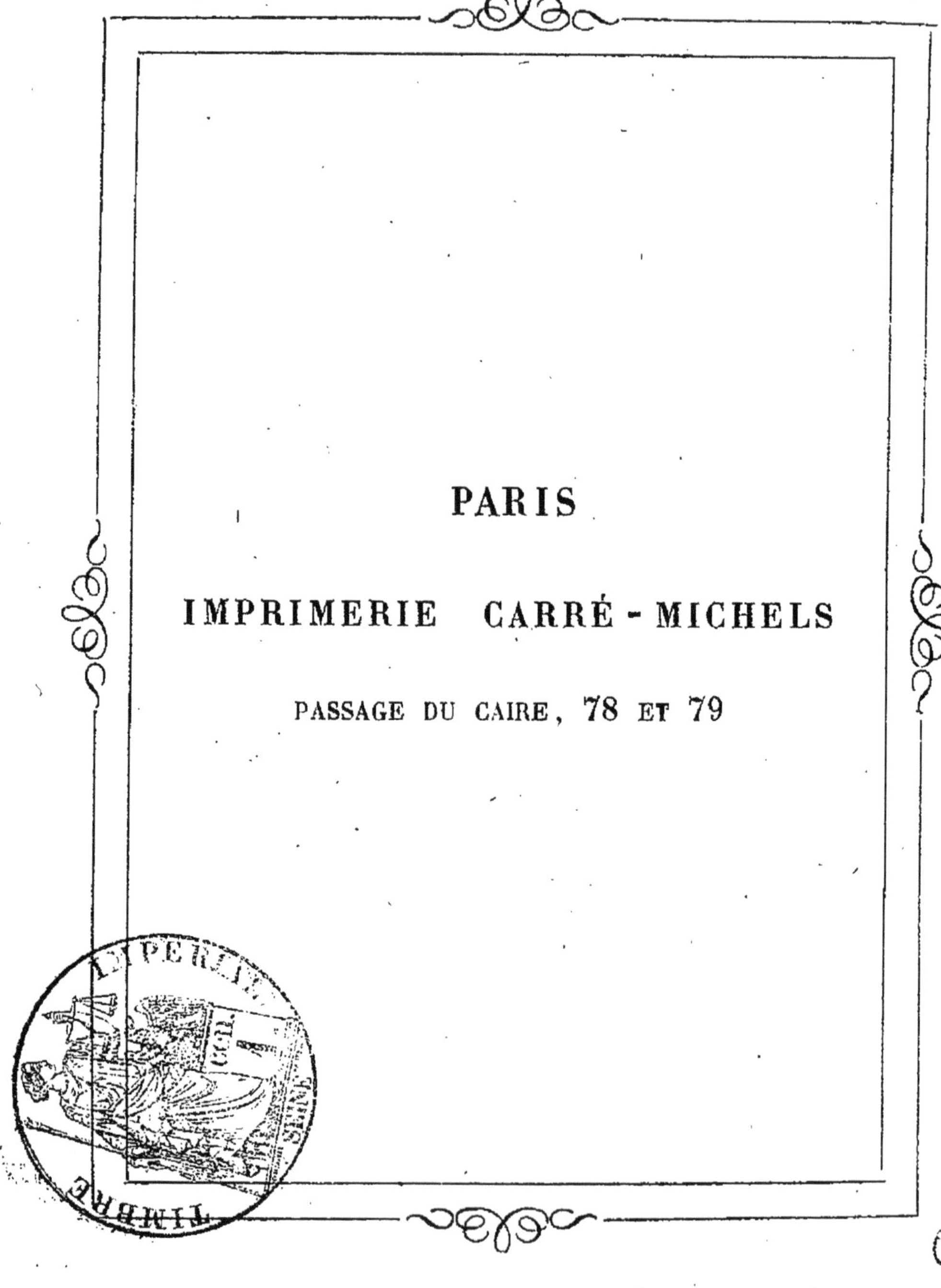

PARIS

IMPRIMERIE CARRÉ - MICHELS

PASSAGE DU CAIRE, 78 ET 79

Imp. Carré et c⁰